49 PERGUNTAS SOBRE HIPERIDROSE

49 PERGUNTAS SOBRE HIPERIDROSE

Alexandre Seco
Francine Bassan
Vanessa Bottini

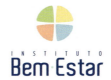

49 perguntas sobre hiperidrose é uma publicação do Instituto Bem-Estar e integra a Coleção 49 Perguntas.
2017

Coordenação editorial
Daniel Martins de Barros
Supervisão técnica
Sandra Alamino
Edição de conteúdo
Carol Scolforo
Projeto gráfico e diagramação
Wesley Costa

Todas as imagens deste livro foram retiradas do site freepik.com, exceto as imagens pagas ao site 123rf.com

Instituto Bem-Estar

Rua Dr Carlos de Morais Barros, 450
Vila Campesina, Osasco, SP
Cep 06023-000
Tel. (11) 3184-0082
www.institutobemestar.com.br
Facebook – facebook.com.br/institutobemestar
App - Instituto Bem-Estar

SOBRE O INSTITUTO BEM-ESTAR

Cuidar da saúde integral (física e mental) dos nossos pacientes é a especialidade do Instituto Bem-Estar, fundado em 2007. Muito além de tratar doenças, o propósito do nosso trabalho é oferecer o que há de mais moderno em diagnóstico e tratamento. Contamos com uma equipe de médicos especializados e atualizados, que atuam de forma integrada na busca de soluções para a saúde, aliando seus esforços à eficiência e ao conforto de nossa unidade. Recebemos o reconhecimento da farmacêutica Ipsen e integramos os últimos três anuários que destacaram os melhores da saúde. Somos referência em uso de Botox®, nas especialidades de Fisiatria, Neurologia, Dermatologia, Pediatria e Urologia, com uso exclusivamente terapêutico. O Instituto Bem-Estar atende por diversos planos de saúde, que variam de acordo com cada especialidade. Informe-se com a nossa Central de Relacionamento com o Cliente para saber sobre os planos autorizados e suas coberturas para atendimento.

INTRODUÇÃO

A saúde é nosso bem maior. Por seu valor ser incalculável, não se pode comprá-la. E para manter-se saudável é preciso entender como o corpo funciona, a fim de cuidar bem dele. Com essa ideia, desenvolvemos a Coleção 49 Perguntas, que traz questões sobre doenças importantes, respondidas de forma direta, simples de serem entendidas, com um conteúdo de leitura rápida. Nosso objetivo é tirar as principais dúvidas que às vezes são esquecidas durante a consulta, ou até mesmo informar todos os detalhes a você. A pergunta número 50 nós deixamos para você fazer a seu médico.

Neste volume, *49 perguntas sobre hiperidrose*, pensamos em como o problema afeta os pacientes, que muitas vezes não sabem o que fazer diante de tantas questões novas. Detalhamos as respostas com base na experiência clínica, na literatura científica e nas diretrizes dos órgãos de referência. Esperamos que você encontre nessa fonte tudo o que procura e assim, faça escolhas seguras e conscientes, que tornem seu futuro mais saudável e feliz.

Boa leitura!

DOUTOR
ALEXANDRE SECO

Médico graduado pela Faculdade de Medicina da Universidade de São Paulo, com Pós-graduação em Dermatologia Estética pela Faculdade de Ciências Médicas de Minas Gerais e membro da American Academy of Aesthetic Medicine.
CRM 100.642

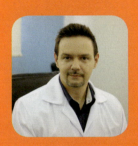

DOUTORA
FRANCINE BASSAN

é dermatologista no Instituto Bem Estar, é graduada pela Universidade São Francisco e especializada em Dermatologia e Medicina Estética pela Fundação Souza Marques.
CRM 126.727

DOUTORA
VANESSA BOTTINI

é dermatologista no Instituto Bem-Estar, graduada pela Faculdade de Medicina de Botucatu (Unesp), e especialista pela Sociedade Brasileira de Dermatologia.
CRM 119.915

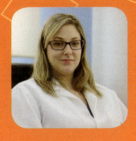

sumário

1. O que é hiperidrose? 10
2. A hiperidrose é uma doença? 11
3. O suor forte com mau cheiro é devido a quê?..................12
4. Por que suamos? 13
5. Por que suamos tanto nas axilas, nos pés e nas mãos?....................14
6. Quais são os tipos de glândulas responsáveis pelo suor?....................15
7. Qual a diferença entre as glândulas sudoríparas?....................16
8. Como se regula a ação das glândulas sudoríparas?..............17
9. A hiperidrose é comum? 18
10. Ficar nervoso ou ansioso pode piorar a quantidade de suor?........... 19
11. É normal ter aumento do suor na puberdade?..................... 22
12. O cheiro do suor pode ser causado pela alimentação? 21
13. Alguma medicação pode piorar o cheiro do suor?................... 22
14. É normal eu me sentir constrangido devido ao meu suor? 23
15. Quais outras causas podem influenciar aumento do suor e mau cheiro?....................... 24
16. A hiperidrose pode causar chulé? 25
17. É normal eu suar mais nas mãos que nas axilas? 26

18 Que médico devo procurar? 27

19 Qual a diferença de desodorante e antitranspirante? 28

20 Posso usar qualquer tipo de antitranspirante? 29

21 Posso usar antitranspirante para as mãos e os pés? 30

22 Quais outros produtos podem ajudar no suor e no mau cheiro? 31

23 Existe algum tipo de medicação que posso tomar? 32

24 O que é iontoforese? 33

25 Posso optar pela aplicação de toxina botulínica para tratamento? 34

26 O que é toxina botulínica? 35

27 Como funciona a toxina botulínica na hiperidrose? 36

28 Como é feita a aplicação de toxina botulínica? 37

29 A toxina botulínica pode ser aplicada em axilas, mãos e pés na mesma consulta? 38

30 Quanto tempo demora a aplicação de toxina botulínica? 39

31 Quanto tempo dura o efeito da toxina botulínica? 40

32 A aplicação de toxina botulínica tem algum risco? 41

33 Quantas vezes devo repetir a aplicação de toxina botulínica? 42

34 Devo ter algum cuidado específico após a aplicação de toxina botulínica? 43

35 Quem pode realizar a aplicação de toxina botulínica? 44

36 Posso ter algum efeito colateral com o uso da toxina botulínica? 45

37 A hiperidrose tem cura? 46

38 A hiperidrose é uma doença genética? 47

39 Existe algum tipo de tratamento cirúrgico para hiperidrose? 48

40 O que é simpatectomia? 49

41 Como é feita a simpatectomia? 50

42 Esse tratamento é definitivo? 51

43 Quais os riscos? 52

44 Que médico devo procurar para realizar a simpatectomia? 53

45 O que é hiperidrose compensatória? 54

46 O que é síndrome de Horner? 55

47 O que é curetagem axilar? 56

48 A curetagem axilar é eficaz? 57

49 Mesmo com cirurgia, a hiperidrose pode voltar? 58

50 E a próxima pergunta? 59

1
O QUE É HIPERIDROSE?

A hiperidrose é uma produção excessiva de suor, que acontece quando as glândulas sudoríparas passam a ter hiperfunção. A pessoa transpira em situações comuns, mesmo que a temperatura esteja amena ou mesmo que ela esteja parada, sem fazer esforço. O suor surge em quantidade acima do normal, principalmente nas axilas, nas palmas das mãos e nas solas dos pés, causando imenso desconforto.

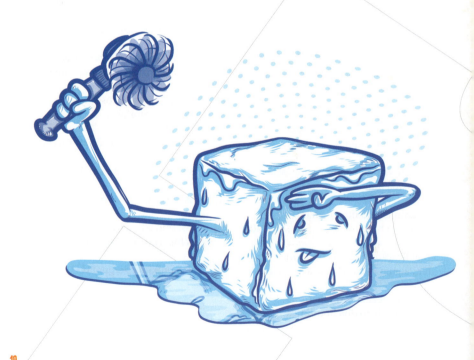

2

A HIPERIDROSE É UMA DOENÇA?

Sim, a hiperidrose é uma doença classificada pela Organização Mundial de Saúde como não perigosa. É uma condição que não oferece riscos à saúde, mas interfere diretamente na qualidade de vida de uma pessoa.

3
O SUOR FORTE COM MAU CHEIRO É DEVIDO A QUÊ?

A pele, normalmente, contém certa quantidade de bactérias. Quando o suor é produzido em excesso, essa quantidade de bactérias aumenta bastante e parte delas se decompõe, causando o mau cheiro. Esse quadro é o que chamamos de bromidrose, quando a umidade de uma região do corpo favorece essa proliferação desordenada de bactérias, o que causa forte odor.

4
POR QUE SUAMOS?

Transpirar é um mecanismo de regulação da temperatura do corpo, um jeito encontrado pelo organismo para resfriar a pele. Quando o corpo atinge determinada temperatura, as glândulas sudoríparas, localizadas na derme (região profunda da pele), lançam suor à epiderme, na superfície da pele, em uma tentativa de amenizar o calor nessa região. Suar é normal, mas suar em excesso, não.

5 POR QUE SUAMOS TANTO NAS AXILAS, NOS PÉS E NAS MÃOS?

Nessas regiões há maior concentração de glândulas sudoríparas, por isso, há maior produção de suor em relação às outras partes do corpo.

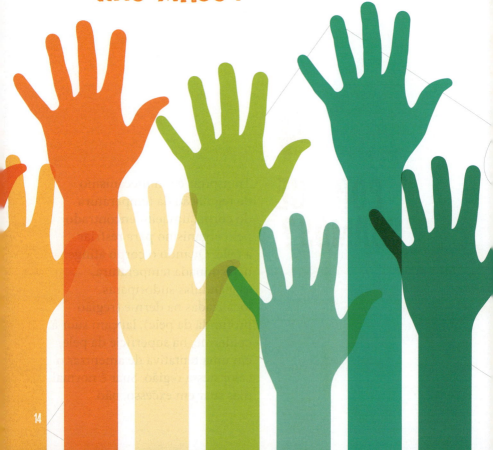

6

QUAIS SÃO OS TIPOS DE GLÂNDULAS RESPONSÁVEIS PELO SUOR?

São as glândulas sudoríparas, que se dividem entre apócrinas e écrinas. As écrinas estão distribuídas por todo o corpo, mas se concentram em maior quantidade na palma das mãos e na planta dos pés. Já as apócrinas estão concentradas nas regiões genitais, nas axilas, ao redor dos mamilos e na área da barba, nos homens.

7 QUAL A DIFERENÇA ENTRE AS GLÂNDULAS SUDORÍPARAS?

As glândulas écrinas começam a atuar logo após o nascimento, produzindo um suor mais leve. As apócrinas começam a agir na puberdade e podem produzir transpiração de cheiro mais forte, além de mais viscoso.

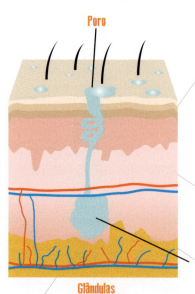

Poro

Glândulas sudoríparas

Glândulas sudoríparas écrinas

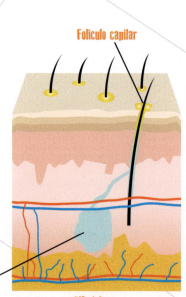

Folículo capilar

Glândulas sudoríparas apócrinas

8

COMO SE REGULA A AÇÃO DAS GLÂNDULAS SUDORÍPARAS?

As glândulas sudoríparas são estimuladas por fibras nervosas do chamado sistema nervoso simpático – aquele que entra em ação diante de situações de ameaça e nos prepara para fugir ou lutar. É por isso que "suamos de nervoso". Nas regiões onde há mais glândulas, mais intensa é essa sudorese.

9
A HIPERIDROSE É COMUM?

A hiperidrose é uma doença que atinge 1,5% da população mundial, e em torno de 1% da população brasileira. Não é um problema grave, mas interfere bastante na qualidade de vida do paciente e pode ser resolvida com o tratamento adequado.

10

FICAR NERVOSO OU ANSIOSO PODE PIORAR A QUANTIDADE DE SUOR?

Sim. A produção de suor aumenta quando a pessoa está nervosa ou ansiosa, em alguma situação de estresse emocional. O corpo passa a se preparar para enfrentar uma situação difícil. Com isso, há uma agitação interna que estimula a produção de suor. A pessoa tende a ficar mais nervosa, preocupada, e passa a suar ainda mais, em um ciclo ininterrupto. Na maioria dos casos, esses momentos agravam a condição de hiperidrose já existente.

11 É NORMAL TER AUMENTO DO SUOR NA PUBERDADE?

Sim, a puberdade é o momento em que as glândulas apócrinas começam a ter atividade e reforçam o aumento de suor no corpo, especialmente nas regiões das axilas, genitais e mamas.

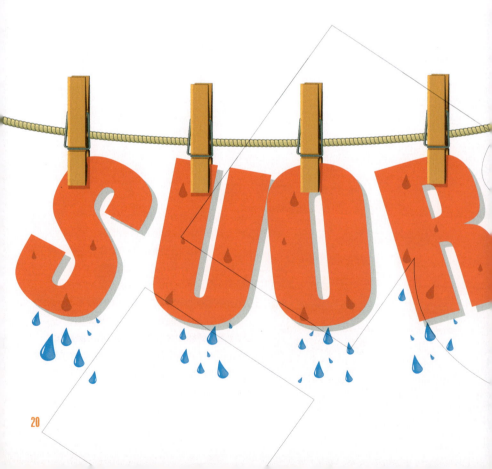

12

O CHEIRO DO SUOR PODE SER CAUSADO PELA ALIMENTAÇÃO?

Sim, alguns alimentos podem interferir no odor exalado pelos poros do corpo todo, junto do suor. Alho, temperos fortes, excesso de proteínas e pouca ingestão de carboidratos são alguns dos agentes que levam o organismo a exalar odores fortes.

13 ALGUMA MEDICAÇÃO PODE PIORAR O CHEIRO DO SUOR?

Sim, algumas substâncias presentes nos medicamentos podem deixar o odor do suor mais intenso, como os antidepressivos, os anticonvulsivantes, os remédios usados no tratamento de câncer ou os direcionados a tratar doenças sanguíneas.

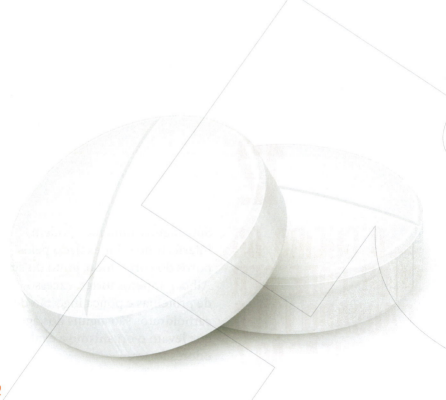

14

É NORMAL EU ME SENTIR CONSTRANGIDO DEVIDO AO MEU SUOR?

Sim. A hiperidrose afeta as relações interpessoais e interfere na qualidade de vida. É normal que a pessoa se sinta com baixa autoconfiança e insegura em contato com outras pessoas. É essencial, nesses casos, buscar ajuda médica e informações sobre os tratamentos, para que não aumentem os prejuízos emocionais que a doença traz.

15 QUAIS OUTRAS CAUSAS PODEM INFLUENCIAR AUMENTO DO SUOR E DO MAU CHEIRO?

O estresse, a má higiene, obesidade, ambientes abafados e sem ventilação, além de excesso de bebidas alcoólicas, são situações que podem aumentar a transpiração e causar suor de odor forte.

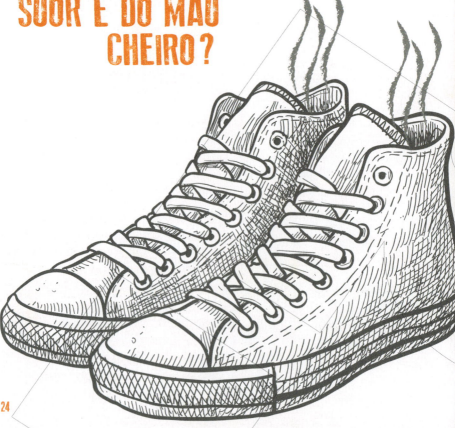

16
A HIPERIDROSE PODE CAUSAR CHULÉ?

Sim. A hiperidrose faz com que a planta do pé fique úmida, e esse ambiente favorece a proliferação de bactérias. Assim, a bromidrose surge e traz o mau odor que chamamos popularmente de chulé. É preciso tratar o problema, tanto nessa como em outras regiões do corpo.

17

É NORMAL EU SUAR MAIS NAS MÃOS QUE NAS AXILAS?

Pode acontecer, mas não é habitual. Na maioria dos casos de hiperidrose, as axilas são mais afetadas que as mãos pela produção excessiva de suor. Isso ocorre porque há hiperfunção das glândulas sudoríparas apócrinas e écrinas no local.

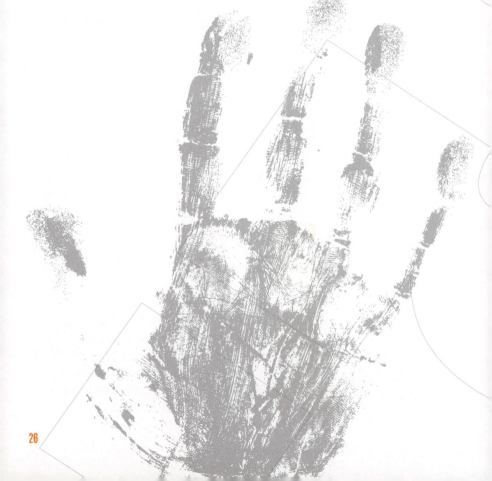

18 QUE MÉDICO DEVO PROCURAR ?

O fisiatra, o neurologista, o dermatologista ou o pediatra podem ser procurados para direcionar ao tratamento mais eficaz, que varia de acordo com o quadro que você apresenta.

QUAL A DIFERENÇA ENTRE DESODORANTE E ANTITRANSPIRANTE?

O antitranspirante tem objetivo de obstruir a saída de suor do ducto das glândulas. Já o desodorante mata as bactérias que causam mau cheiro no local. Ambos tentam controlar o excesso de suor, principalmente quando combinados. Quando os produtos que você usa não conseguem deter satisfatoriamente a transpiração do seu organismo, é um sinal de que você deve procurar ajuda médica.

20

POSSO USAR QUALQUER TIPO DE ANTITRANSPIRANTE?

Em caso de hiperidrose, os antitranspirantes comuns não funcionam. Fórmulas caseiras também são perda de tempo. O antitranspirante para esses casos precisa ter quantidade maior de alumínio, e deve, portanto, ser manipulado em farmácia ou prescrito por médico.

21
POSSO USAR ANTITRANSPIRANTE PARA AS MÃOS E OS PÉS?

Sim. É uma solução temporária para evitar principalmente o incômodo de ficar com as mãos úmidas, o que traz desconfortos em vários momentos do dia.

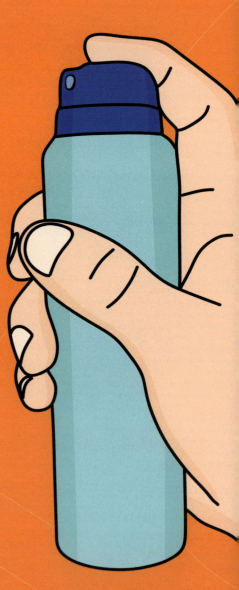

22

QUAIS OUTROS PRODUTOS PODEM AJUDAR NO SUOR E NO MAU CHEIRO?

Os sabonetes antissépticos podem ajudar a manter a pele longe das bactérias causadas pelo suor excessivo. Usar roupas de algodão e calçados abertos, que facilitam a respiração da pele, também ajuda a diminuir os odores.

23
EXISTE ALGUM TIPO DE MEDICAÇÃO QUE POSSO TOMAR?

Sim, há remédios que diminuem a produção excessiva de suor. O cloridrato de oxibutinina é uma das substâncias de maior eficácia. Outros medicamentos, como alguns antidepressivos, também controlam a produção de suor generalizada. Todos devem ser recomendados pelo médico.

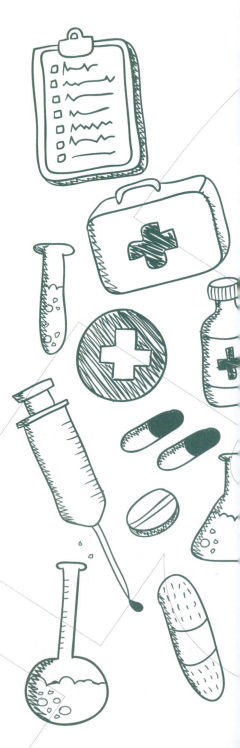

24

O QUE É IONTOFORÉSE ?

É um tratamento não invasivo que utiliza corrente elétrica galvânica para introduzir íons no organismo por meio da água e, assim, tratar a hiperidrose. A sensação é de um leve formigamento e a quantidade de sessões varia de acordo com cada organismo.

25
POSSO OPTAR PELA APLICAÇÃO DE TOXINA BOTULÍNICA PARA TRATAMENTO?

Sim. A toxina botulínica é um dos tratamentos mais seguros e eficazes. Sua ação terapêutica tem eficiência comprovada também para esse fim, com ótimos resultados.

26

O QUE É TOXINA BOTULÍNICA?

A toxina botulínica é um medicamento biológico que tem poder de bloquear a comunicação entre nervos e músculos – nesse caso, ela bloqueia os estímulos dos nervos às glândulas sudoríparas, que param de produzir suor em excesso. Apesar de a palavra toxina remeter a algo tóxico e perigoso, ela é extremamente benéfica e eficiente neste tipo de tratamento. É aplicada por meio de injeção e seu efeito começa a ser sentido pelo paciente entre o segundo e o terceiro dia após o procedimento.

27 COMO FUNCIONA A TOXINA BOTULÍNICA NA HIPERIDROSE?

No caso da hiperidrose, ela age no desligamento das glândulas sudoríparas. Impedindo que elas funcionem excessivamente, a transpiração é controlada na região em que a substância é aplicada.

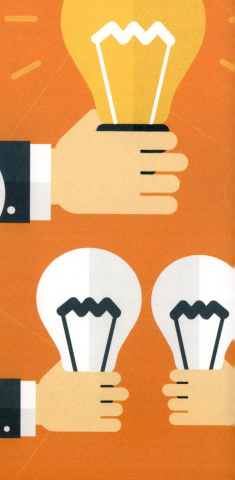

28

COMO É FEITA A APLICAÇÃO DE TOXINA BOTULÍNICA?

Antes do procedimento, o médico pode aplicar um anestésico local, que irá acalmar a superfície da pele. Depois disso, a toxina é injetada por meio de uma seringa, com agulha fina. O produto preenche toda a parte interna e o que se sente são as aplicações das injeções.

29

A TOXINA BOTULÍNICA PODE SER APLICADA EM AXILAS, MÃOS E PÉS NÁ MESMA CONSULTA?

Sim. O procedimento pode ser feito nas três áreas no mesmo dia, sem nenhum problema, e o paciente pode voltar à sua rotina normal após a aplicação.

30

QUANTO TEMPO DEMORA A APLICAÇÃO DE TOXINA BOTULÍNICA?

Geralmente, em menos de 30 minutos o médico faz as aplicações. É um procedimento rápido, em que o paciente é liberado sem recomendações específicas.

31
QUANTO TEMPO DURA O EFEITO DA TOXINA BOTULÍNICA?

Na maioria dos casos, a toxina botulínica age por período entre quatro e seis meses – esse tempo varia de acordo com cada paciente e para alguns pode chegar a um ano. Ela deve ser reaplicada dentro deste período para que seus efeitos sejam sentidos sempre.

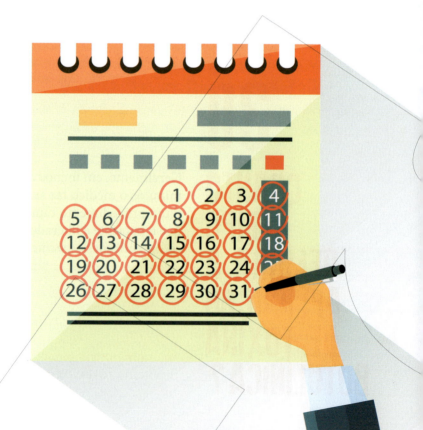

32

A APLICAÇÃO DE TOXINA BOTULÍNICA TEM ALGUM RISCO?

Quando aplicada por um profissional qualificado, a toxina botulínica é um tratamento seguro, feito com a dosagem certa e com tranquilidade. Após a aplicação, pequenos hematomas podem surgir, mas são considerados normais: isso acontece porque a agulha pode atingir vasos sanguíneos próximos do local a ser tratado. No entanto, um profissional sem qualificação e experiência pode oferecer risco, errando a dose ou aplicando de forma errada e prejudicando o tratamento, causando traumas e lesões. Por isso, o médico especializado é sempre o mais indicado para minimizar qualquer problema e saber como agir em todas as situações.

33
QUANTAS VEZES DEVO REPETIR A APLICAÇÃO DE TOXINA BOTULÍNICA?

A toxina botulínica pode ser aplicada por toda a vida, pois é um tratamento seguro. Geralmente, a cada seis meses pode ser agendada a aplicação, a fim de garantir seus efeitos de forma preventiva.

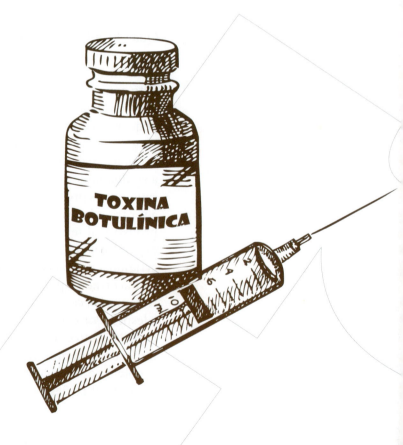

34

DEVO TER ALGUM CUIDADO ESPECÍFICO APÓS A APLICAÇÃO DE TOXINA BOTULÍNICA?

Não há recomendações específicas, mas é aconselhável evitar exercícios físicos por cerca de quatro horas depois de passar pelo procedimento.

35
QUEM PODE REALIZAR A APLICAÇÃO DE TOXINA BOTULÍNICA?

Apenas médicos certificados pelo Conselho Regional de Medicina (CRM) podem fazer aplicação de toxina botulínica. O profissional mais especializado e experiente é sempre a melhor opção.

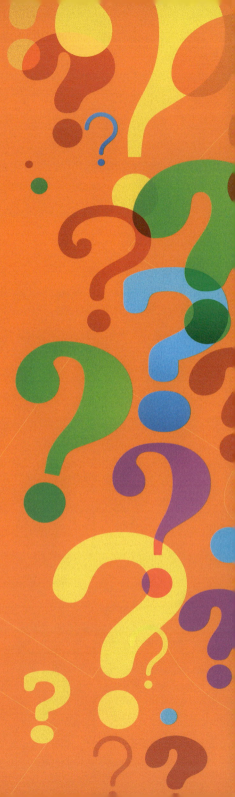

36

POSSO TER ALGUM EFEITO COLATERAL COM O USO DA TOXINA BOTULÍNICA?

Sim, como todo tratamento, a toxina botulínica pode causar efeitos adversos como dor, fraqueza muscular e vasos dilatados na região em que a substância é aplicada. Pode ocorrer também a chamada hiperidrose compensatória, ou seja, a liberação excessiva de suor em outro local do corpo. Caso isso aconteça, informe ao médico que acompanha seu quadro.

37
A HIPERIDROSE TEM CURA?

Sim, a hiperidrose tem cura e pode ser tratada com procedimentos e indicações clínicas ou por meio de cirurgias, dependendo do quadro.

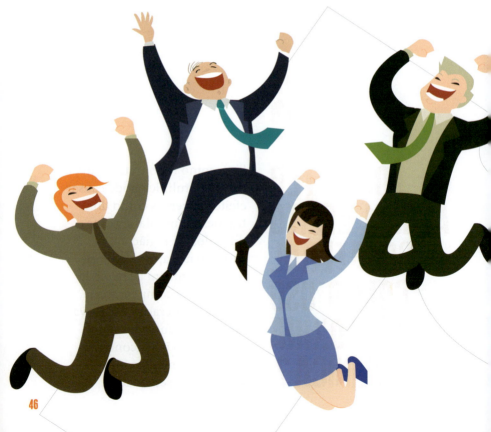

38

A HIPERIDROSE É UMA DOENÇA GENÉTICA?

Sim. Entre 30 e 50% das pessoas com hiperidrose têm algum histórico familiar da doença. A predisposição genética é uma origem do problema em metade dos casos.

39 EXISTE ALGUM TIPO DE TRATAMENTO CIRÚRGICO PARA HIPERIDROSE?

Há três tipos de cirurgia que podem ser feitas: a simpatectomia e o bloqueio simpático, nas quais os gânglios do nervo simpático têm sua atividade interrompida; e a curetagem axilar, que remove glândulas sudoríparas das axilas.

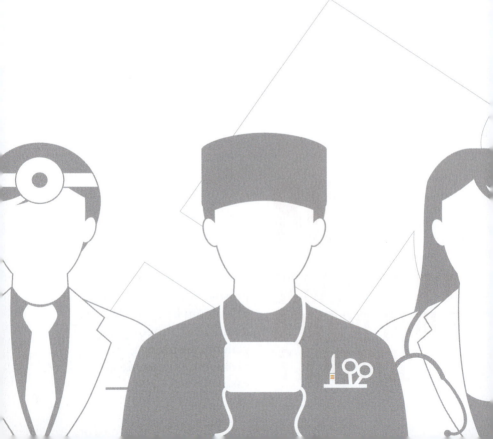

40
O QUE É SIMPATECTOMIA?

A simpatectomia é uma cirurgia torácica, em que o médico realiza pequenos cortes para retirar os gânglios do nervo simpático, na região entre a mama e a axila. É um procedimento que dura cerca de uma hora e geralmente exige internação de 24 horas após a operação.

41
COMO É FEITA A SIMPATECTOMIA?

Antes de tudo, o paciente recebe anestesia geral. A cirurgia é feita por meio de vídeo, com a introdução de uma cânula que permite ao médico encontrar a cadeia de nervos simpática. Essa parte será removida por pequenas incisões, nos dois lados do corpo.

42

ESSE TRATAMENTO É DEFINITIVO?

Sim, a simpatectomia remove a cadeia de nervos simpática, que é responsável por estimular as glândulas sudoríparas a produzirem transpiração em excesso. Ou seja, a região em que o procedimento for feito não receberá mais estímulos para produzir suor.

43
QUAIS OS RISCOS ?

Além dos riscos comuns a todas as cirurgias, os maiores riscos são de o paciente desenvolver a hiperidrose compensatória, ou a síndrome de Horner (veja a pergunta 46).

44

QUE MÉDICO DEVO PROCURAR PARA REALIZAR A SIMPATECTOMIA?

O médico especialista em cirurgia torácica é o mais indicado para este tipo de procedimento.

45 O QUE É HIPERIDROSE COMPENSATÓRIA?

A hiperidrose compensatória é quando a transpiração excessiva é transferida para outra parte do corpo. Isso é considerado normal, já que o corpo precisa manter sua temperatura amena, e utiliza a transpiração para isso. No entanto, a outra área também deve ser tratada.

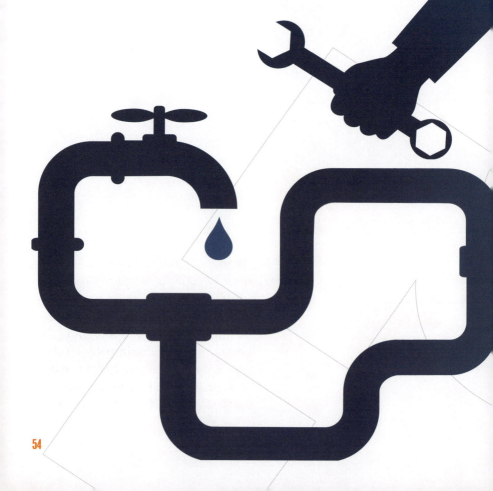

46

O QUE É SÍNDROME DE HORNER?

É quando, por qualquer motivo, ocorre lesão no gânglio estrelado, lugar de onde saem os nervos que sustentam a pálpebra do paciente. Se o médico atinge essa região enquanto realiza a simpatectomia, a pálpebra perde essa firmeza e o olho passa a ficar meio fechado – esse, infelizmente, é um cenário irreversível.

47

O QUE É CURETAGEM AXILAR?

É um tipo de cirurgia, também chamada de lipoaspiração axilar. As glândulas sudoríparas das axilas são removidas por meio de orifícios pequenos nos dois lados do corpo.

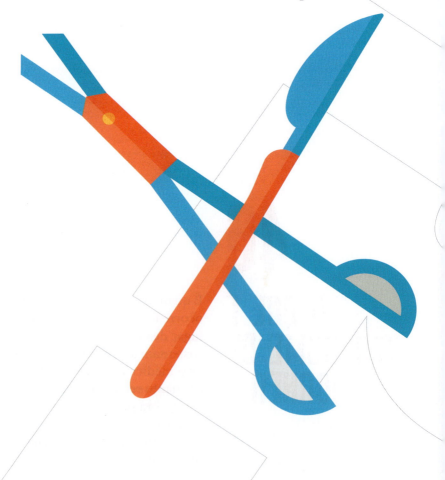

48

A CURETAGEM AXILAR É EFICAZ?

Sim. Em geral, os pacientes voltam a transpirar na região, mas de forma normal, sem os excessos anteriores. Essa cirurgia também tem a vantagem de reduzir os folículos pilosos, que geram pelos nas axilas.

49 MESMO COM CIRURGIA, A HIPERIDRÓSE PODE VOLTAR?

Sim. Em uma porcentagem pequena de pacientes, o suor compensatório pode se tornar intenso, assumindo características semelhantes às da hiperidrose. Geralmente a hiperidrose compensatória, como é chamada, surge no tronco.

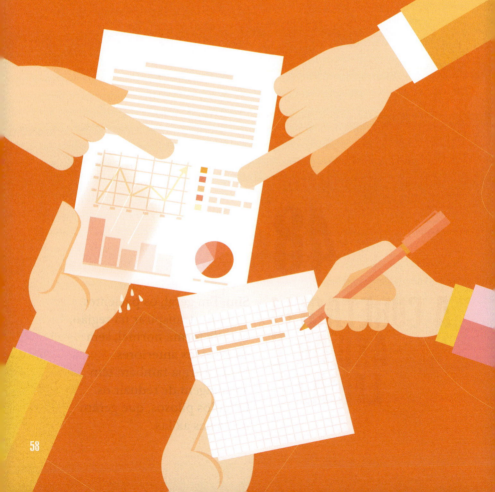

50

E A PRÓXIMA PERGUNTA?

Quem faz é você. Procure seu médico e tire suas dúvidas.

49 PERGUNTAS SOBRE HIPERIDROSE

Copyright © 2017 Editora Manole, por meio de contrato com a Allergan Produtos Farmacêuticos Ltda. e de contrato de coedição com o Instituto Bem-Estar Serviços Médicos Ltda.

Minha Editora é um selo editorial Manole.

Este livro contempla as regras do Acordo Ortográfico da Língua Portuguesa.

Dados Internacionais de Catalogação na Publicação (CIP)
(Câmara Brasileira do Livro, SP, Brasil)

49 perguntas sobre hiperidrose / Alexandre Seco...[et al.]. – Barueri, SP : Manole, 2017. – (Coleção 49 perguntas)

Outros autores: Francine Bassan, Vanessa Bottini
ISBN 978-85-7868-274-3

1. Hiperidrose 2. Hiperidrose – Obras de divulgação
3. Hiperidrose – Tratamento 4. Perguntas e respostas I. Bassan, Francine. II. Bottini, Vanessa.

16-08904

CDD-616.56
NLM-WR 400

Índices para catálogo sistemático:
1. Hiperidrose : Medicina : Obras de divulgação   616.56

Todos os direitos reservados.
Nenhuma parte deste livro poderá ser reproduzida, por qualquer processo, sem a permissão expressa dos editores.
É proibida a reprodução por xerox.
A Editora Manole é filiada à ABDR – Associação Brasileira de Direitos Reprográficos.

Editora Manole Ltda.
Av. Ceci, 672 – Tamboré
06460-120 – Barueri – SP – Brasil
Fone: (11) 4196-6000
Fax: (11) 4196-6021
www.manole.com.br
info@manole.com.br

Impresso no Brasil
Printed in Brazil

49 PERGUNTAS SOBRE HIPERIDROSE